Entzündliche Darmerkrankungen

Sonographische Diagnostik

K. Seitz
Kreiskrankenhaus Sigmaringen

Anschrift des Verfassers:

PD Dr. med. Karlheinz Seitz
Innere Abteilung
Kreiskrankenhaus Sigmaringen
Hohenzollernstraße 40
D-72488 Sigmaringen

18. aktualisierte Auflage 2004
ISBN 3-929713-54-3

Inhalt

Einleitung

Für die Differenzierung der entzündlichen Darmerkrankungen kommen der Anamnese und den morphologischen Untersuchungsmethoden die größte Bedeutung zu („Imaging im klinischen Kontext"). Neben den klassischen radiologischen Untersuchungsverfahren und der Endoskopie wird die Sonographie als drittes morphologisches Verfahren meist bereits im diagnostischen Vorfeld eingesetzt. Mittlerweile ist die Ultraschalldiagnostik bei der Diagnose entzündlicher Darmerkrankungen unentbehrlich geworden. Erfahrene in der Sonographie geben ihr den gleichen Stellenwert wie der Röntgendiagnostik.

In den letzten 5 Jahren wurden sowohl neue Ultraschalltechniken als auch „radiologische" Schnittbildverfahren zusätzlich eingeführt (Tab. 1). Neuere Ultraschalltechniken wie z. B. das sog. Sono-CT oder Tissue Harmonic Imaging (THI) machen das Bild kontrastreicher und auch artefaktärmer. Zusammen mit höheren Frequenzen gelingt es immer öfter die Darmwandschichten abzubilden. Die MR-Enteroklyse liefert übersichtliche Abbildungen vom Dünndarm, Abszessen und Fisteln. „Übersichtsaufnahmen" von erstaunlicher Qualität gelingen mit Ultraschall bei ausgedehnten Befunden mit der Panoramaschnittbildtechnik. Der Vorteil der Sonographie gegenüber den radiologischen Schnittbildtechniken liegt in der besseren Darstellbarkeit von Details. Dies ist die Folge einer höheren physikalischen Auflösung und der frei wählbaren Schnittebene. Ob die neuen Ultraschallkontrastmittel in der Darmdiagnostik wesentliche zusätzliche diagnostische Informationen liefern können bleibt abzuwarten.

Schnittbildverfahren bei chronisch entzündlichen Darmerkrankungen

1. Ultraschalldiagnostik:
   - konventionelles B-Bild hochauflösend (5–12 MHz)
   - (Hydrokolonsonographie)
   - Farbdopplersonographie
   - transrektale Sonographie
   - Endosonographie

2. Computertomographie

3. Kernspintomographie
   - MR-Enteroklyse

Tab. 1

Tab. 2 zeigt die wichtigsten prinzipiellen Befundkriterien der basisdiagnostischen morphologischen Verfahren.

Diagnostische Verfahren bei entzündlichen Darmerkrankungen	
Sonographie:	– Wandverdickung, pathologische Wandschichtung – Konglomerattumor – gestörte (fehlende) Peristaltik – Stenose, Fistel – direkte Darstellung extraintestinaler Komplikationen
Röntgen:	– Schleimhautrelief (Wandverdickung) – gestörte Peristaltik – Befallsmuster – Stenose, Fistel
Endoskopie:	– Inspektion der Schleimhaut – Feinrelief – Aphthen, Ulzera, Fissuren – Befallsmuster, Stenose – Biopsie, Histologie
CT/MR:	Befundkriterien vergleichbar Sonographie Kontrastmittelanwendung notwendig, teuer, noch nicht allgemein verfügbar. MR: exzellente Fisteldarstellung im kleinen Becken und perianal

Tab. 2

Entwicklung der Ultraschalldiagnostik

Die Sonographie lieferte bereits Anfang der 70er Jahre überraschend aussagekräftige Bilder. Insbesondere beim akut verlaufenden Morbus Crohn und fortgeschrittenem gastrointestinalen Karzinom ließen sich die typischen Konkardenphänome erfassen (Abb. 1).

Die damals relativ grobe Auflösung des Verfahrens ermöglichte regelmäßig richtig positive Befunde bei Fällen mit evidenter Darmwandverdickung. War ein langes Darmsegment befallen, so handelte es sich mit hoher Wahrscheinlichkeit um einen M. Crohn, bei kurzstreckigem Befund fast regelmäßig um ein Karzinom. Andere intestinale Erkrankungen waren damals sonographisch kaum darstellbar. Differenzialdiagnostische Probleme gab es nur in Einzelfällen, wie z. B. bei langstreckig infiltrierendem Tumorwachstum (Abb. 2). In der Regel konnte in diesen Fällen mit der Anamnese die differenzialdiagnostische Entscheidung herbeigeführt werden.

Die trotz ihrer Limitationen erstaunlich ergiebige Ultraschalldiagnostik war vor allem darauf zurückzuführen, dass die Diagnose insbesondere bei M. Crohn oft sehr spät gestellt wurde.

Nicht selten wurde daher die Anhiebsdiagnose eines M. Crohn bei ausgedehntem Befund im Oberbauchsonogramm unter den verschiedensten Untersuchungsindikationen gestellt. Dies ist heute seltener geworden, da viele Ärzte mittlerweile mit dem M. Crohn besser vertraut sind. Früher konnte so in einer Reihe von Fällen der Diagnoseweg entscheidend abgekürzt werden. Die Ja-/Nein-Diagnostik bei fortgeschrittenen Magen-Darm-Tumoren und ausgeprägtem M. Crohn galt etwa bis 1980. Die technische Weiterentwicklung der Sonographie ermöglicht es heute viel früher, pathologische Befunde zu erheben. Die Sensitivität der Ultraschalldiagnostik ist wesentlich gestiegen, die Spezifität dementsprechend abgefallen. Damit wurde die sonographische Untersuchung und Beurteilung aber auch wesentlich schwieriger. Zahlreiche Erkrankungen des Gastrointestinaltraktes sind differenzialdiagnostisch zu berücksichtigen.

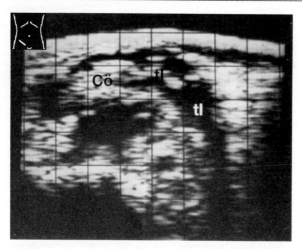

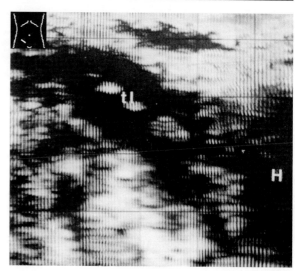

Abb. 1a
Ileozökaler Befall bei M. Crohn. Einmündung des wandverdickten terminalen Ileums (tl) in das Zökum (Cö). Ausgeprägte Umgebungsreaktion. (Schrägschnitt rechter Unterbauch, Rasterlänge 2 cm). (Abbildung aus dem Jahre 1977)

Abb. 1b
Gestreckt verlaufendes, wandverdicktes terminales Ileum (tl) mit Lumeneinengung (Schnitt parallel zum rechten Leistenband, Harnblase [H] angeschnitten).
(Vidoson 635, 1976)

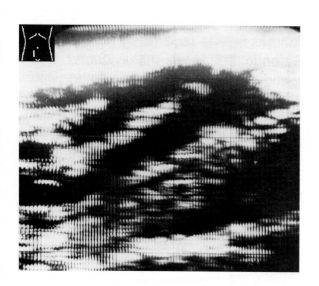

Abb. 2a
Wandverdickung des Zökums und des Colon ascendens mit mäßiggradiger Lumeneinengung bei 80-jähriger Patientin. Längsschnitt von ventral auf Höhe des M. psoas.
(Vidoson 635, 1975)

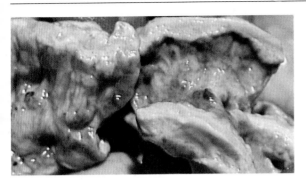

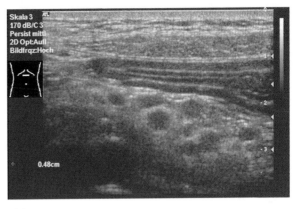

Abb. 2b
Diffuse Metastasierung eines Magenkarzinoms in das Zökum und Colon ascendens. Der Befund wurde 1 Jahr nach palliativer Magenresektion erhoben. Die Metastase hat die normale Darmwandung gleichsam als Leitschiene benutzt.

Abb. 3a
Längsschnitt durch das Magenantrum. Das Antrum läuft Richtung Pylorus konisch zu, die Wandschichtung ist gut zu erkennen.

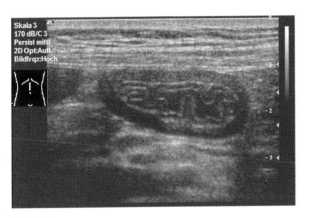

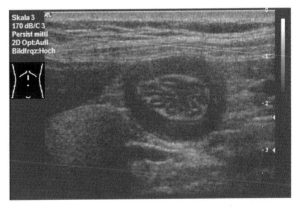

Abb. 3b
Am Magenkorpus sind im Querschnitt je nach Füllung Wandschichtung und Schleimhautfalten ebenfalls eindeutig zu identifizieren.

Abb. 3c
Die Muscularis propria (äußere echoarme Schicht) ist besonders prominent, ihre Dicke hängt vom Kontraktionszustand ab.

Neue Entwicklungen und Befunde

Konventionelle, hochauflösende Ultraschalldiagnostik

Geräte neuerer Bauart ermöglichen mit hochfrequenten Schallköpfen eine wesentlich höhere Auflösung. Die Untersuchung des Magen-Darm-Traktes findet heute generell mit 5–12 MHz-Transducern statt. Das Handicap dieser exzellent auflösenden Schallköpfe ist die zwar verbesserte aber bei dickeren und muskulösen Patienten oft nicht ausreichende Eindringtiefe.

Auf diese Weise lassen sich sonographisch 5 Wandschichten (Abb. 3) von innen nach außen unterscheiden:

1. echogene Schicht: Grenzflächenecho
2. echoarme Schicht: Mukosa
3. echogene Schicht: Submukosa
4. echoarme Schicht: Muscularis propria
5. echogene Schicht: Austrittsecho

Die perkutane Abbildung der 5 Wandschichten, die nicht mit den anatomischen Wandschichten korrelieren – innere und äußere Schicht stellen Grenzflächenechos dar – hängt nicht nur von der Ultraschallfrequenz, sondern auch von den Abbildungsbedingungen (Adipositas, muskelkräftige Bauchdecken, Darminhalt) und naturgemäß auch von der Wanddicke ab. Sie kann im Einzelfall auch mit herkömmlichen 3,75 MHz Standardtransducern gelingen.

Hydrokolonsonographie

Bei dieser Technik wird das Colon durch Abführmaßnahmen gereinigt und nach Einlaufen von 1,5 Liter Wasser der Dickdarm in Hypotonie kontinuierlich darstellbar. Auf diese Weise werden auch die transducerfernen Wandabschnitte gut abgebildet, in aller Regel lässt sich so die Darmschichtung regelmäßig erkennen. Einzelne Untersucher bewerten diese Vorteile so hoch, dass sie diese zusätzliche, für den Patienten nicht mehr belästigungsfreie Untersuchung in Kauf nehmen. Pragmatische Ultraschalldiagnostiker wenden diese Methode aus diesem Grunde kaum an, da die endoskopische Diagnostik zur direkten Inspektion der Schleimhaut mit Probeentnahme bei den chronisch entzündlichen Darmerkrankungen nicht entbehrlich ist. Auch können mit der Hydrokolonsonographie das Schleimhautrelief und oberflächliche Läsionen wie z. B. Aphthen nicht dargestellt werden. Die Methode wird deshalb nur von wenigen Untersuchern angewendet.

Farbdopplersonographie/ Duplexsonographie

Die Farbdopplersonographie vermag die „Entzündungshyperämie" darzustellen, diese gilt mehr oder weniger als Zeichen einer aktiven Entzündung. Selbst die submuköse Hyperämie ist erkennbar (vgl. submuköses Kontrastmittelenhancement im Computertomogramm). Bei ausgedehnter Erkrankung ist die Entzündungshyperämie sogar quantitativ nachweisbar. Flussvolumen, Flussgeschwindigkeit und Widerstandindizes sind an der A. mesenterica superior und A. mesenterica inferior verändert. Die quantitative Flussmessung wird in letzter Zeit vermehrt eingesetzt, ein Platz in der Routinediagnostik kommt ihr derzeit nicht zu.

Kontrastmittelsonographie

Der Einsatz von Ultraschallkontrastmitteln der neuesten Generation in der Darmdiagnostik ist prinzipiell möglich. Ausreichende Erfahrungen, insbesondere bei chronisch entzündlichen Darmerkrankungen bestehen bisher nicht.

Endosonographie

Die Endosonographie des oberen Gastrointestinaltraktes ist für die Diagnostik des M. Crohn oder anderer entzündlicher Darmerkrankungen ohne jegliche praktische Bedeutung. Das Verfahren ist darüber hinaus teuer, weil entweder ein Spezialgerät oder ein relativ teurer Schallkopf zusätzlich beschafft werden muss. Die Endosonographie des Colons ist über experimentelle Ansätze nicht hinausgekommen.

Transrektale Ultraschalldiagnostik

Die transrektale Ultraschalluntersuchung ist bei Crohn-Patienten wegen der perianalen Komplikationen (Stenosen und Schmerzen) eingeschränkt. Fehlen Stenosen, können Abszesse und Fisteln gut dargestellt werden. Die Wandschichten können exzellent abgegrenzt werden, die Wanddicke ist genau zu erfassen.
Die Darstellung komplexer Fistelsysteme ist nicht so anschaulich wie mit der Kernspintomographie.

Perineale Sonographie

Die konventionelle perineale Untersuchung wird zu wenig angewandt, sie besitzt gegenüber der transrektalen Sonographie keine Kontraindikation. Fisteln und Abszesse lassen sich vermutlich nicht mit gleicher diagnostischer Sicherheit darstellen.
Die Darstellung von Fisteln kann durch die Injektion von Wasserstoffperoxid als billiges Kontrastmittel verbessert werden.

Radiologische Computertomographie und Kernspintomographie

Während die Sonographie jahrelang ihre diagnostische Akzeptanz hart erkämpfen musste, werden jetzt bei chronischen und akut entzündlichen Darmerkrankungen zunehmend auch Computertomogramm und Kernspintomographie eingesetzt. Die Befundkriterien sind prinzipiell vergleichbar ebenso wie die Untersuchungsergebnisse. Hervorzuheben ist die brillante Darstellung insbesondere komplexer größerer Fistelsysteme im kleinen Becken und Analbereich mittels Kernspintomographie. Die Vor- und Nachteile der Untersuchungsmethoden und ihre Kosten sind bekannt und bedürfen keiner neuerlichen Erläuterung.
Die MR-Enteroklyse hat in geübter Hand einen hohen Stellenwert, sie hat gegenüber der Sonographie wegen der uneingeschränkten Übersicht (kontinuierliche Darstellung des gesamten Dünndarms) einen prinzipiellen Vorteil.

Normale sonographische Darstellung des Gastrointestinaltraktes

Leider ist die sonographische Magen-Darm-Diagnostik durch einige unvermeidbare methodische Einschränkungen limitiert (Tab. 3).

Die Untersuchung erfolgt generell mit Linear- oder Konvexscannern. Sektorscanner mit kleiner Auflagefläche sind weniger geeignet.

Vom normalen Gastrointestinaltrakt lassen sich regelmäßig der Magen, das Duodenum und das Colon, häufig die Appendix und teilweise der Dünndarm abbilden (Abb. 4). Vom Magen können besonders gut das Antrum, die kleine Kurvatur, die Cardiaregion sowie die Vorderwand abgebildet werden. Antrum und Vorderwand werden im Längsschnitt und Querschnitt dargestellt, die Cardiaregion im subkostalen Schrägschnitt. Die Magenwand ist 5–7 mm dick. Je nach Kontraktionszustand kann sie besonders am Pylorus 7 mm überschreiten. Mit Geräten neuester Bauart lassen sich 5 Wandschichten unterscheiden, die wie erwähnt nicht mit den anatomischen Wandschichten übereinstimmen.

Das Duodenum kann mittels geeigneter Kompression der Bauchdecken in Querschnitten bis zur Flexura duodenojejunalis dargestellt werden. Die Pars descendens kann auch in einem Längsschnitt von ventrolateral dorsal und einwärts der Gallenblase abgebildet werden.

Der normale Dünndarm (Abb. 5a, b) lässt sich nicht kontinuierlich verfolgen, der ganze Darmbauch kann jedoch systematisch nach pathologischen Veränderungen in erster Linie nach Wandverdickungen abgesucht werden. Abschnittweise sind die Dünndarmschlingen in Abhängigkeit vom jeweiligen Füllungszustand darstellbar. Jejunum und Ileum lassen sich durch den Nachweis bzw. das Fehlen der Kerckring'schen Falten unterscheiden. Die Ein-

---

Methodische Einschränkungen der Ultraschalldiagnostik am Magen-Darm-Trakt

- unübersichtliche Anatomie
- störende Luft
- keine kontinuierliche Abbildung des GI-Traktes
- Veränderungen unspezifisch
- hohe Untersucherabhängigkeit (Erfahrung!)

Tab. 3

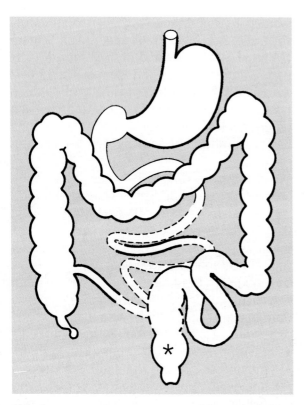

mündung des terminalen Ileums und die Valvula Bauhini lassen sich in der Regel erkennen (Abb. 5c, d). Die Einmündung des terminalen Ileums sucht man mit Schrägschnitten etwa parallel zum Leistenband auf. Die normale Appendix lässt sich zunehmend häufig darstellen (> 60%), (Abb. 5e, f).

Der Dickdarm wird in Längs- und Querschnitten entsprechend seinem Verlauf vom Zökum aus kontinuierlich verfolgt. Die normale Wanddicke beträgt etwa 2 bis allenfalls 3 mm. Meist ist nur die ventrale – die dem Transducer zugewandte – Kolonwand darzustellen. Das Colon ist leicht an der Haustrierung zu erkennen (Abb. 5g, h). Die kontinuierliche Abbildung des Colons ist ohne Flüssigkeitsfüllung nicht möglich, ebenso ist das normale Sigma nicht komplett einsehbar. Hinter der Harnblase bzw. dem Uterus ist die Vorderseite des Rektums erkennbar. Während die konventionelle Sonographie am Rektum bedeutungslos ist, ist die transrektale Sonographie am Rektum, Perineum und Analkanal von großem Wert.

Abb. 4
Sonographische Darstellbarkeit des normalen Gastrointestinaltraktes.   (* nur transrektal)

Neben der systematischen Darstellung der normalen Magen-Darm-Abschnitte können auch peristaltische Abläufe beobachtet werden. Zwar erfolgt meistens auch die Untersuchung des Magen-Darm-Traktes in der Regel am nüchternen Patienten, doch ist eine Flüssigkeitsfüllung für die Untersuchung des Dünndarms und die Beobachtung der Peristaltik von Vorteil.

So empfiehlt sich zur Untersuchung des Dünndarms eine „Bolusgabe" von ca. 0,7–1,0 l Flüssigkeit (z.B. Orangensaft), da sich Wandveränderungen so leichter erkennen lassen. Diese von verschiedenen Autoren propagierte Flüssigkeitsfüllung des Magens und Intestinums wird sicherlich viel zu selten angewendet. Das Verfahren setzt sich schwer durch, da mit der Sonographie bei klinischem Krankheitsverdacht am Intestinum zum einen keine Ausschlussdiagnostik möglich ist, und zum andern die Endoskopie als diagnostische Methode der Wahl ohnehin indiziert ist.

Die Hydrokolonsonographie (vgl. S. 10) kann zwar im Einzelfall brillante Bilder liefern und eventuell auch die Wandschichten der transducerfernen Darmabschnitte abbilden, aber eine Koloskopie nicht ersetzen.

Die Grundlagen der sonographischen Diagnostik sind die makroskopischen Befunde der Darmerkrankungen, die sich aber nicht alle sonographisch erkennen lassen. In Tab. 4 und 5 sind die wichtigsten makroskopischen und mikroskopischen Unterscheidungsmerkmale der Colitis ulcerosa und des M. Crohn zusammengefasst.

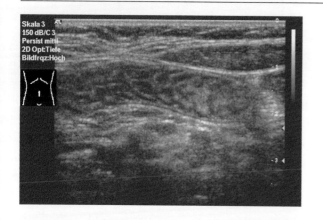

Abb. 5a
Normales Jejunum. Gut erkennbar sind die dünne Wandung und die multiplen Kerckring-Falten, die wie die Falten eines Vorhangs aneinandergelegt sind.

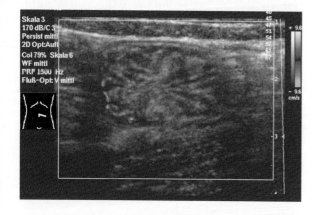

Abb. 5b
Querschnitt durch ein normales Jejunum mit Darstellung normaler Darmwandgefäße.

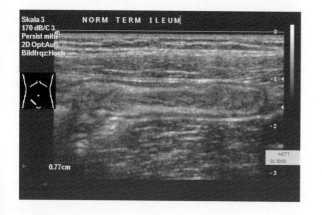

Abb. 5c
Normales terminales Ileum im Längsschnitt, nach dosierter Kompression auf dem M. psoas liegend.

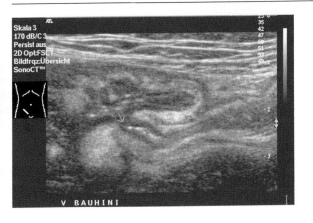

Abb. 5d
Normales terminales Ileum und Valvula Bauhini (Pfeil) bei einer Patientin mit Colitis ulcerosa.

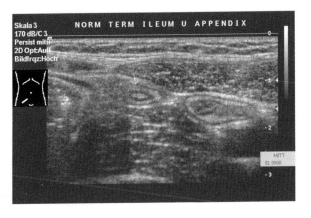

Abb. 5e
Das normale terminale Ileum und die normale Appendix sind im Querschnitt als zwei unterschiedlich große „Kokarden" erkennbar.

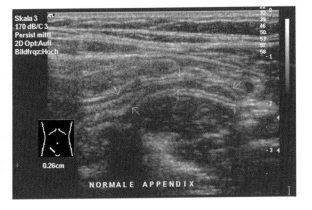

Abb: 5f
Normale Appendix im Längsschnitt.

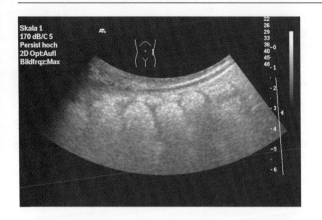

Abb. 5g
Unauffällig haustriertes Colon: vom normalen Colon sind häufig nur die haubenförmigen gasgefüllten Haustren erkennbar (3,75 MHz Transducer).

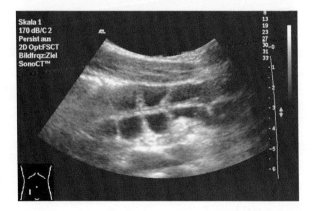

Abb. 5h
Während der Lavage entfaltet sich das Colon, die Haustren sind flüssigkeitsgefüllt, zuweilen werden die Tänien erkennbar. Die Lavage kann für die sonographische Beurteilung der Darmwand eine wesentliche Hilfe sein.

Makroskopische Befundkriterien bei Morbus Crohn und Colitis ulcerosa

	Morbus Crohn	Colitis ulcerosa
Ausbreitung	diskontinuierlich, segmental	kontinuierlich vom Rektum aus, diffus
Rektum-Beteiligung	< 50%	> 90%
Ileum-Beteiligung	bis 50%	< 10% (Backwash-Ileitis)
Analläsionen	bis 75%	bis 25%
	chron. Fissuren u. Fisteln	akute Fisteln
Darmwand		
Wanddicke	gering – stark verbreitert, fibrosiert	normal – gering verdickt
Mukosa/Submukosa	cobble stones, skip lesions	hämorrhagisch
	aphthöse Ulzera	ödematös
	Fissuren	ulzeriert
Pseudopolypen	selten	häufig
Hyperämie	gering, nur im aktuen Schub	stark
Serosa	fibrös verdickt	weitgehend normal
	Sklerolipomatose	
	Granulome	
Strikturen	häufig	selten
Fisteln	häufig	keine
Darmverkürzung	ja	ja
	muskulär	(fibrös, segmental)
Toxisches Megakolon	selten (ca. 5%)	selten (ca. 5%)
		häufiger bei totalem Kolonbefall (10–20%)
Funktion		
Subileus/Ileus	häufiger	

Tab. 4

Wichtige mikroskopische Unterscheidungsmerkmale

Morbus Crohn	Colitis ulcerosa
transmurale „disproportionierte" Entzündung	Entzündung beschränkt auf die Mukosa, Kryptenabszess
Fissurale Ulzerationen	flache Erosionen/Ulzerationen
Fistel	evtl. Pseudopolypen
Submukosa verbreitert	Submukosa normal
Subseröse Lymphangiektasie	–
Granulome	

Tab. 5

Sonographischer Leitbefund: Darmwandverdickung

Der sonographische Leitbefund ist die Darstellung der Darmwandverdickung infolge entzündlicher oder tumoröser Infiltration (Abb. 6). Je ausgeprägter der Befund, desto leichter ist er erkennbar. Das gilt insbesondere für die zirkuläre und langstreckige Darmwandverdickung. Der Nachweis ist von der Lokalisation und vor allem von der Sorgfalt des Untersuchers abhängig. Auch ausgedehntere Befunde am Dünndarm können sich hinter Meteorismus oder in einem Konvolut von Darmschlingen verbergen, wenn nicht gezielt nach ihnen gesucht wird. Viele Befunde sind nur durch systematisches Absuchen des Darmbauches mit dosierter Kompression eventuell nach Flüssigkeitsfüllung zu erkennen. Ist die Darmwand nicht zirkulär verdickt, so können Pathologika besonders leicht übersehen werden.

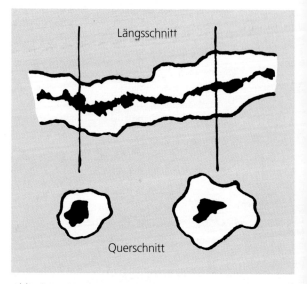

Abb. 6
Schematische Darstellung eines wandinfiltrierten Darmabschnittes mit Lumeneinengung im Längs- und Querschnitt.

Charakteristische Ultraschallbefunde bei Morbus Crohn

Frühbefunde oder diskrete Veränderungen bei M. Crohn lassen sich sonographisch nicht erkennen. Die ausgeprägte langstreckige Darmwandverdickung mit Lumeneinengung insbesondere des terminalen Ileums und des Zökums ist der charakteristische Befund (Abb. 7). Die Darmwandverdickung und Lumeneinengung können ungleichmäßig sein. Das Lumen ist oft nur noch an perlschnurartig aneinandergereihten Einzelechos zu erkennen. Die Peristaltik fehlt im betroffenen Darmabschnitt. Zusätzlich ist der entzündlich infiltrierte Darm bei Palpation unter Sicht oder bei Kompression mit dem Transducer nicht oder kaum kompressibel. Die teils monströsen Befunde sind nicht ausschließlich Folge der Darmwandverdickung, sondern der zusätzlich vorliegenden Verdickung des Mesenteriums, der Vergrößerung der zugehörigen Lymphknoten, des gestörten Lymphabflusses und des über die Darmwand wuchernden Fettgewebes („echogener halo").

Liegen mehrere betroffene Darmschlingen benachbart, so lassen sich diese mit hochauflösendem Scanner Schlinge für Schlinge verfolgen. Unter günstigen Umständen ist der Befall mehrerer voneinander getrennter Segmente erkennbar. Finden sich mehrere Schlingen in einem echoarmen Konglomerat und sind diese durch Palpationen oder durch Transducerkomplikationen nicht trennbar, so liegt ein Konglomerattumor vor. Dieser ist in aller Regel druckdolent. Finden sich echoarme Entzündungsstraßen, so ist nach Abszessen und Fisteln zu fahnden.

Abb. 8 zeigt schematisch die potenziell sonographisch erkennbaren Veränderungen bei M. Crohn.
Abb. 9 bis 16 zeigen typische Befunde bei M. Crohn, Tab. 6 stellt die sonographischen Befunde bei M. Crohn und Colitis ulcerosa einander gegenüber.

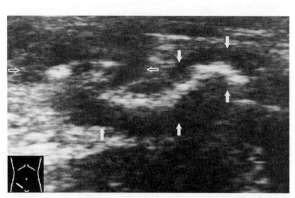

Abb. 7
Typischer sonographischer Befund bei M. Crohn mit ileo-
zökalem Befall: eindrucksvolle Wandverdickung des terminalen Ileums (↑) und Zökums (⇑) mit Lumeneinengung
(Darstellung mit einem früheren Mittelklassegerät, 5 MHz,
ca. 1985).

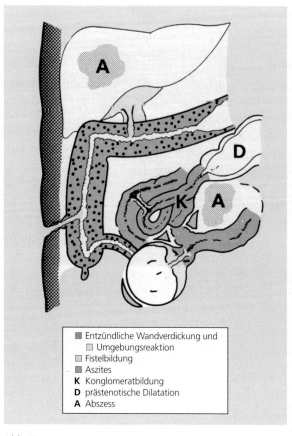

Abb. 8
Schematische Darstellung sonographisch erfassbarer Befunde bei M. Crohn: langstreckige Wandverdickung, Lumeneinengung, Konglomerat-, Fistel- und Abszessbildung.

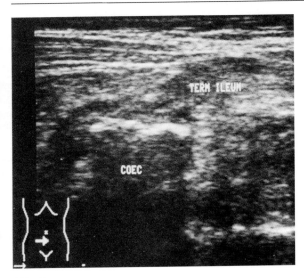

Abb. 9
M. Crohn mit typischem Sitz im terminalen Ileum und Zökum.
a) Einmündung des wandverdickten terminalen Ileums in das ausgeprägt wandverdickte Zökum (Mittelklassegerät 5 MHz, ca. 1985).

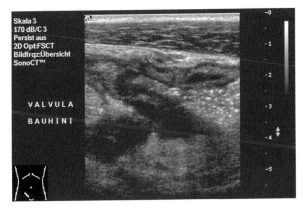

Abb. 10a
Stenosierte Valvula Bauhini bei Ileocolitis Crohn. Trotz der detailreichen Darstellung der pathologischen Anatomie mit Wandverdickung und Umgebungsreaktion gibt es bisher kein Korrelat für das radiologische „Pflastersteinrelief".

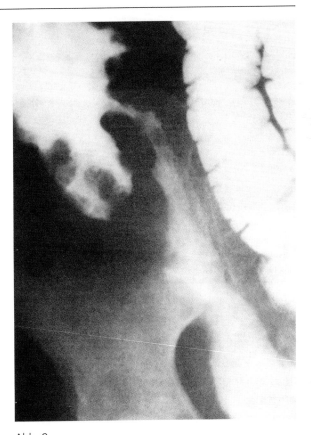

Abb. 9
b) Korrelierendes Röntgenbild: Es zeigt sich eine unregelmäßige Wandverdickung des Zökums und terminalen Ileums. Der Abstand zu den benachbarten Darmschlingen ist vergrößert. Die Wandverdickung wird im Gegensatz zur Sonographie nur indirekt dargestellt.

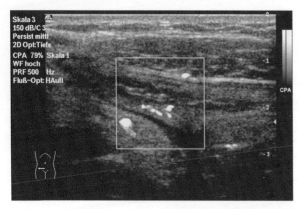

Abb. 10b
Ileitis terminalis Crohn mit mäßiger Wandverdickung bei erhaltener Wandschichtung und nichtstenosierender Lumeneinengung. Besonders verdickt ist die echoreiche Submukosa.

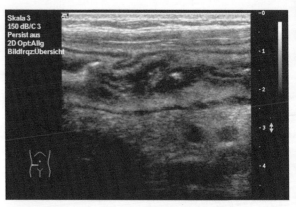

Abb. 10c
Detailaufnahme von Abb. 10b mit besserer Kontrastauflösung („Sono-CT").

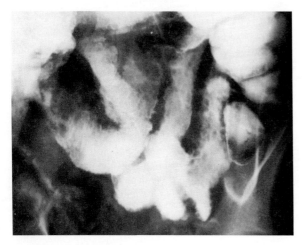

Abb. 10d
Exemplarische Darstellung des Pflastersteinreliefs, keine wesentliche Lumeneinengung im Bereich des terminalen Ileums, vergleichbare Wandverdickung und erweiterte prästenotische Dünndarmschlinge.

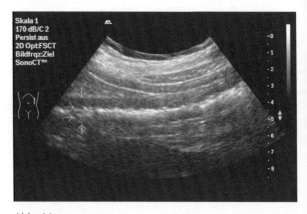

Abb. 11
„Gartenschlauchphänomen" bei Colitis Crohn. Bei diesem Patienten stellte sich das gesamte Colon in dieser Weise dar.

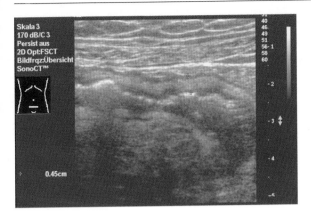

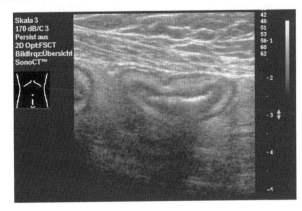

Abb. 12a
M. Crohn: wandverdickte starre Dünndarmschlinge im Längs- und Querschnitt, Lumen eng gestellt, breite echogene Submukosa: sog. „geschichteter" Typ, in der Umgebung fettreiches verdicktes Mesenterium.

Abb. 12b
Dieselbe Darmschlinge im Querschnitt.

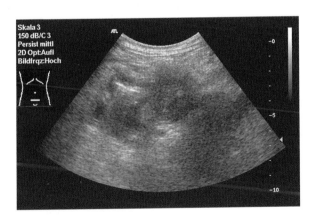

Abb. 12c
Konglomerattumor bei M. Crohn. Echoarme Raumforderung mit Einbeziehung mehrerer meist schlecht abgrenzbarer Darmschlingen, zuweilen mit Fisteln und Abszedierung.

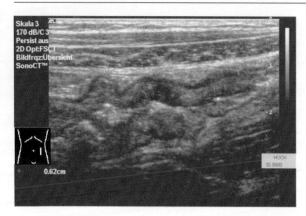

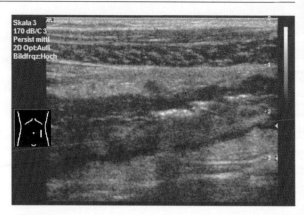

Abb. 13
Colitis Crohn im Verlauf.
a) Gering wandverdicktes Colon descendens im chronischen Stadium mit intermittierenden Bauchschmerzen.

Abb. 13b
3½ Monate später akuter Schub mit schlechtem Allgemeinzustand, heftigen Bauchschmerzen und blutigen durchfälligen Stühlen: auffallend echoarmes Colon ohne erkennbare Wandschichtung.

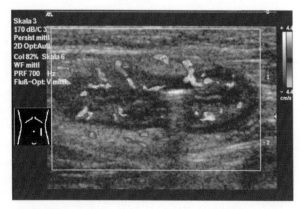

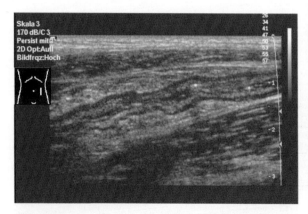

Abb. 13c
Zu diesem Zeitpunkt zeigt derselbe Kolonabschnitt eine auffallende Vaskularisation, die als Entzündungshyperämie gewertet wird.

Abb. 13d
Ca. 8 Wochen später stellt sich das Colon in der Remissionsphase bei Beschwerdefreiheit nahezu unauffällig dar.

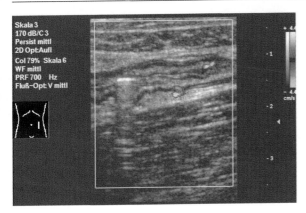

Abb. 13e
Auch die Entzündungshyperämie ist nicht mehr nachweisbar.

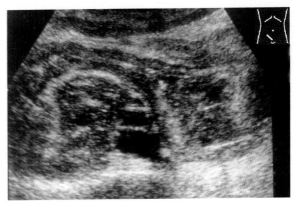

Abb. 14a
Rezidivierender Subileus bei Stenose des terminalen Ileums. Die wandverdickte, stenosierte terminale Ileumschlinge liegt vor dem M. psoas und den Iliacalgefäßen, zum kleinen Becken hin weitet sie sich prästenotisch aus.

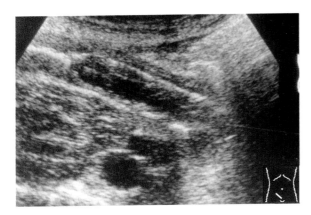

Abb. 14b
Die Stenose des terminalen Ileums wird dilatiert, die Untersuchungssituation zeigt den geöffneten Dilatationsballon (Außenkontur echogen, Ballonfüllung echofrei).

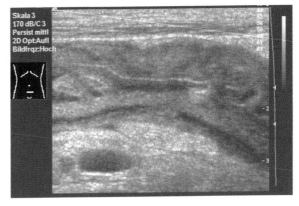

Abb. 15
Verschiedene Befunde bei langjähriger Verlaufsbeobachtung eines M. Crohn.
a) Stenosiertes Dünndarmsegment mit gleichmäßiger dreischichtiger Wandverdickung, auffallende Verbreiterung der Submukosa.

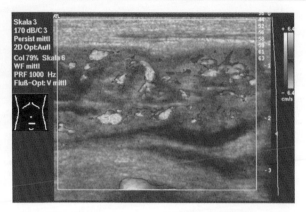

Abb. 15b
Darstellung eines prästenotisch dilatierten Dünndarmsegments. Eine der schwierigsten oft nicht lösbaren sonographischen Aufgaben ist es, mehrere hintereinander geschaltete Stenosen zu erkennen, vgl. Abb. 23.

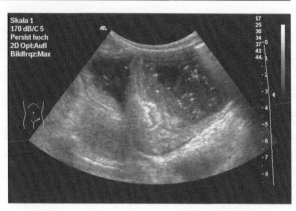

Abb. 15c
Prästenotisch dilatiertes Dünndarmsegment.

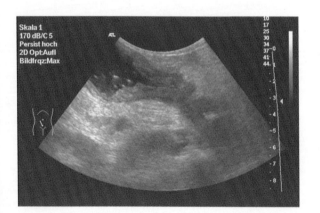

Abb. 15d
Stenose des präterminalen Ileums.

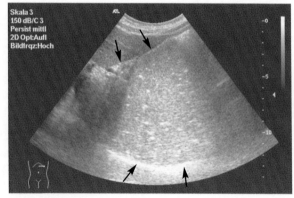

Abb. 15e
Die Patientin berichtet über zunehmendes Völlegefühl und Erbrechen. Sonographisch zeigt sich eine ausgeprägte Magenretention. Die Abbildung zeigt den riesigen Magencorpus.

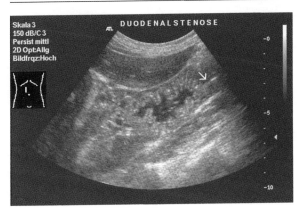

Abb. 15f
Als Ursache lässt sich eine Duodenalstenose (Pfeil) erkennen. Das Duodenum ist wandverdickt und pfriemartig eingeengt.

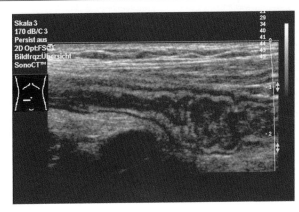

Abb. 16
Stenose eines neoterminalen Ileums.

Sonographische Differenzierung bei Morbus Crohn – Colitis ulcerosa

Morbus Crohn:	Hauptmanifestation überwiegend im rechten Unterbauch, langstreckige Wandverdickung mit Lumeneinengung, Wanddicke häufig ≥7 mm, Haustrenverlust, „echogener halo" in der Umgebung betroffener Darmschlingen, Fisteln, Stenose. Darstellung mesenterialer, gering vergrößerter Lymphknoten, fakultativ: Entzündungshyperämie, intramurale Fistel, aufgehobene Wandschichtung, Konglomerattumor, Abszess.
Colitis ulcerosa:	Hauptmanifestation linker Unterbauch, Wanddicke ≤ 5 mm, selten bis 7 mm Haustrenverlust, Wandschichten in der Regel erhalten, Entzündungshyperämie je nach Akuität.

Tab. 6

Diskrete sonographische Befunde bei Morbus Crohn

Veränderungen der Darmwandbeschichtung

Nicht immer geht der M. Crohn mit einer exzessiven Verdickung der Darmwand und der charakteristischen ileokolischen Lokalisation einher. Subtilere Befunde lassen sich nur von einem erfahrenen Untersucher mit einem hochauflösenden Schallkopf erkennen. Weniger evidente und auch weniger spezifische Befunde wie geringfügige Wandverdickung, verwaschene Wandschichtung und gestörte Peristaltik sind nicht beweisend und sind Ausgangspunkt für eine gezielte weiterführende Diagnostik.

Die am frühesten erfassbare Veränderung ist die Verbreiterung der Mukosaschicht (mukosale Entzündung und Ödem). Dies ist jedoch unspezifisch und kann bei Enteritis jeglicher Ätiologie nachweisbar sein (Abb. 17a).

Der Versuch beim M. Crohn, die Wandschichtung zu typisieren und unterschiedlichen Verläufen bzw. unterschiedlicher entzündlicher Aktivität zuzuordnen, ist nicht befriedigend. Allgemein wird akzeptiert, dass eine echoarme Darmwandverdickung (Abb. 13b) ohne erkenn-

bare Wandschichtung bei höherer Krankheitsaktivität gefunden wird. Gelegentlich kann auch eine intramurale Fistel dargestellt werden. Häufig ist die Submukosa besonders akzentuiert (sog. geschichteter Typ).

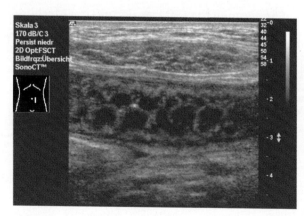

Abb. 17a
Jejunum mit ausgeprägtem Mukosaödem, unspezifischer Befund, hier Frühphase eines Subileus bei Verwachsungsbauch.

Farbdoppler- und Duplexsonographie

Wegen der vielfältigen diagnostischen Probleme einerseits und der oft schwierigen klinischen Beurteilung der Akuität des M. Crohn andererseits, sowie unbefriedigenden Scores und zuweilen kontroversen endoskopischen Beurteilung der Akuität im Vergleich zur Klinik, war es nahe liegend nach weiteren Parametern zu suchen, die zur Diagnostik und Verlaufsbeurteilung eingesetzt werden können. Endgültige Daten über den Wert der Farbdopplersonographie liegen noch nicht vor, eine vermehrte Vaskularisation der Darmwandung, insbesondere, wenn sie submukös nachweisbar ist, gilt im Allgemeinen als Zeichen einer Entzündungshyperämie, beim M. Crohn daher als Aktivitätszeichen. Zu bedenken ist, dass mit zunehmender Geräteempfindlichkeit die Anzahl der darstellbaren Gefäße bei Hyperämie zugenommen hat, selbst im Normalfall lassen sich zunehmend Darmwandgefäße darstellen.

Auch die Bestimmung der Blutströmungsgeschwindigkeit in der A. mesenterica superior oder inferior ist in der klinischen Praxis wenig sinnvoll; ihr wissenschaftlicher Wert wird kontrovers diskutiert. Es ist zum einen fraglich, ob die Messung an einem Gefäß mit großem Versorgungsgebiet bei einer Erkrankung mit unterschiedlich lokalisierter Ausbreitung überhaupt repräsentativ sein kann, zum andern bestehen zahlreiche messmethodische Probleme und Einschränkungen (Anzahl der Messungen, Varianzen, Winkelfehler etc.). Vgl. Abb. 13c, 15b, 38 und 39.

Crohn-assoziierte Komplikationen

Von eigenständigem Wert ist die Sonographie beim Nachweis typischer Crohn-assoziierter Komplikationen (Tab. 7).

Subileus und Ileus lassen sich besonders im frühen Stadium besser erfassen als mit der Röntgenübersichtsaufnahme. Sonographisch erkennbar sind die dilatierten flüssigkeitsgefüllten Darmschlingen (Abb. 17 b, c) mit gestörter Peristaltik, ggf. sind Stenosen nachweisbar. Im späten Stadium lassen sich bei komplettem Ileus sonographisch wegen der Luft (Röntgen: „Spiegelbildung") kaum mehr Details darstellen.

Abszesse finden sich je nach Reifestadium als mehr oder weniger scharf begrenzte, schwach echogene bis echofreie Raumforderungen mit unterschiedlich ausgeprägter Schallleitungsverbesserung. Genügend reife Abszesse können unter sonographischer Sicht punktiert und durch Aspiration oder Drainage therapiert werden (Abb. 18–22).

Leicht nachweisbar ist eine obstruktive Nephropathie. Der Sitz der Obstruktion ist ebenfalls erkennbar, da sich bei den überwiegend schlanken Patienten der Hydroureter gut kontinuierlich bis zum Sitz der Stenose verfolgen lässt. Für diese Fragestellung eignen sich kleine, hochfrequente Sektorscanner am besten, Aszites ist ein häufiger und unspezifischer Begleitbefund. Subileus, Ileus und seltener freie Perforationen sind ebenfalls erkennbar, ebenso wie die beim M. Crohn häufiger zu findende Cholelithiasis.

Bei Verdacht auf Perforation ist zu bedenken, dass infolge entzündlicher Verklebungen die freie Luft nicht immer bis vor die Leber aufsteigen kann. Prinzipiell ist anzumerken, dass die Sonographie zum Nachweis freier Luft sensibler ist als die Röntgenuntersuchung, die Ultraschalluntersuchung ist aber technisch wesentlich anspruchsvoller, in Zweifelsfällen kann ein CT weiterhelfen.

Wenn die medikamentöse Therapie nicht anspricht, ist bei Zunahme der Beschwerden nach extraintestinalen Komplikationen zu suchen. Gelegentlich findet sich ein entzündlicher Konglomerattumor als Vorläufer von Abszess oder Fistel, selten ein toxisches Megakolon (Abb. 23). Besteht eine Diskrepanz zwischen heftigen klinischen Beschwerden und einem wenig auffallenden sonographischen Befund, so muss mit einem wesentlichen sonographisch nicht erfassten Befund gerechnet werden. Dies gilt insbesondere z. B. für eine Fistelbildung oder einen Schlingenabszess. In einem solchen Fall sind CT, MRI oder MR-Enteroklyse, bzw. Röntgen-Sellink entsprechend frühzeitig zu veranlassen. Hier gilt die Regel, dass keine Methode „alles" sieht, und keine eine andere prinzipiell zu ersetzen vermag.

Die Darstellung von Fisteln (Abb. 24–26) war bisher eine Domäne der radiologischen Diagnostik. Zunehmend werden sie auch sonographisch erkannt.

Inkomplette enterokutane und blind in parenchymatösen Organen (Abb. 27) oder im Retroperitoneum endende Fisteln sind demgegenüber gut zu erkennen. Im Vergleich mit der radiologischen Darstellung können Fisteln sonographisch auch dann nachgewiesen werden, wenn Stuhl den Fistelabgang verlegt. Am einfachsten sind Fisteln zwischen Darm und Harnblase zu erkennen, in diesen Fällen finden sich echogenes Material im Urin und Gasblasen in der Harnblase. Am schwierigsten sind interintestinale Fisteln zu erkennen (Abb. 28).

Sonographisch erkennbare Komplikationen bei M. Crohn
1. Aszites (unspezifisch)
2. Entzündliches Konglomerat
3. Abszess M. psoas, Leber, intraabdominell
4. Fisteln enterokutan, enteroorganisch, enterovesikal, zum Retroperitoneum interintestinal (schwieriger erkennbar)
5. Ileus, Subileus
6. Toxisches Megakolon
7. Obstruktive Nephropathie/Nierensteine
8. Freie Perforation
9. Cholelithiasis
10. Akute Pankreatitis (medikamentös induziert)
11. Primär sklerosierende Cholangitis (spätes Stadium)

Tab. 7

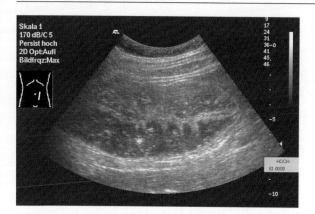

Abb. 17b
Dilatierte Dünndarmschlingen bei Subileus.
Jejunum mit Kerckring'schen Falten.

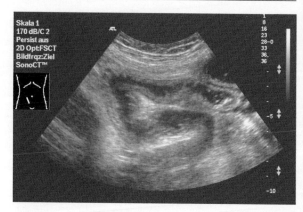

Abb. 17c
Ileum mit „akzentuierter" Wandung, jedoch nicht signifikanter Wandverdickung.

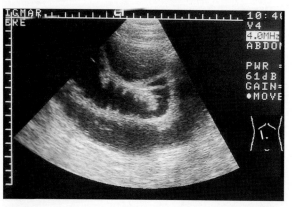

Abb. 17d
Kompletter Dünndarmileus: dilatierte benachbarte Jejunum-
und Ileumschlingen.

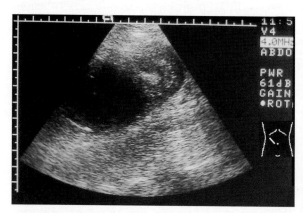

Abb. 17e
Darstellung der Obstruktionsursache: stenosiertes Ileum mit
prästenotischer Dilation.

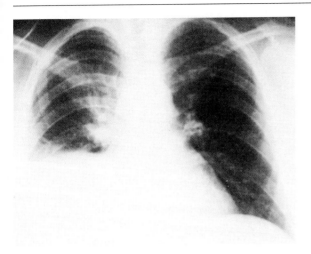

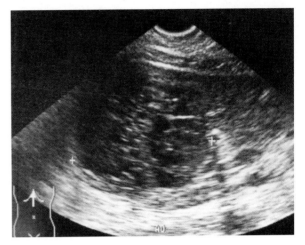

Abb. 18a
Multiple Leberabszesse bei M. Crohn. Die Abszedierung wurde durch wiederholte Punktionen mit Spülung und systemischer Antibiotikagabe geheilt.
a) Röntgen-Thorax: Zwerchfellhochstand bei Hepatomegalie mit multiplen Leberabszessen.

Abb. 18b
Kugeliger, ca. 14 cm großer Leberabszess im rechten Leberlappen bis subphrenisch reichend.

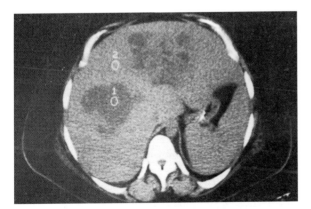

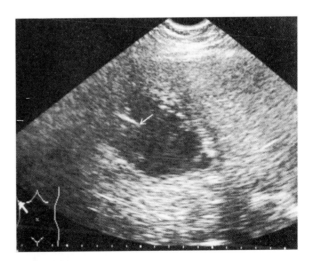

Abb. 18c
Computertomographie: multiple ausgedehnte Abszesse in der vergrößerten Leber.

Abb. 18d
Sonographisch geführte Therapie: Punktion des rechtslateral gelegenen großen Leberabszesses. In der echoarmen Abszesshöhle ist die Punktionsnadel sichtbar (↑). Vermehrte Reflexionen im Bereich der Abszesswandung (kleine Gasblasen).

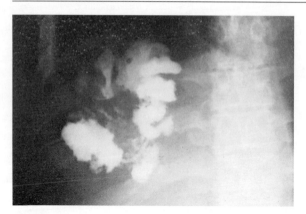

Abb. 18e
Nach Instillation von 20 ml Kontrastmittel lässt sich das
Ausmaß der fuchsbauartigen Leberabszedierung auch am
konventionellen Röntgenbild gut erkennen.

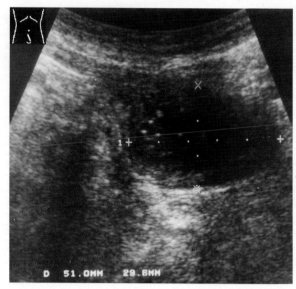

Abb. 19
Crohn-Abszess im linken Unterbauch. Das echoarme, schall-
leitende Gebilde ist etwa 5×3 cm groß. Die Diagnosebestäti-
gung erfolgt durch Feinnadelpunktion unter Ultraschallsicht.

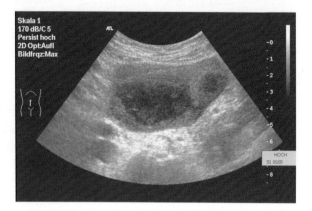

Abb. 20a
Kleiner intraperitonealer Abszess bei M. Crohn.
Vor Therapie.

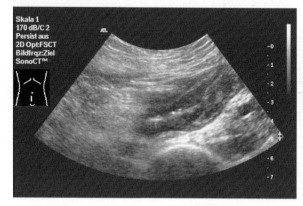

Abb. 20b
Nach Entleerung durch Feinnadelaspiration. Bis zur Aus-
heilung waren mehrere Punktionen erforderlich.

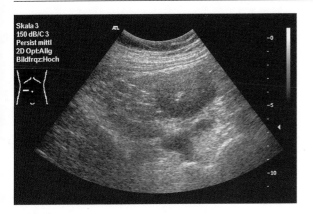

Abb. 21a
Psoasabszess bei M. Crohn.
Querschnitt.

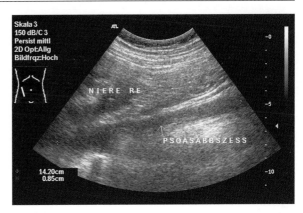

Abb. 21b
Psoasabszess bei M. Crohn.
Längsschitt.

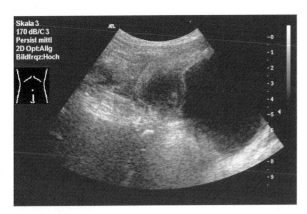

Abb. 22
Abszess kurz vor Perforation in die Harnblase, Darstellung
in einem Längsschnitt oberhalb der Symphyse.

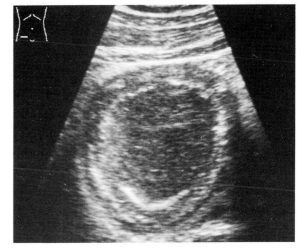

Abb. 23
Toxisches Megakolon bei M. Crohn.
Bei der 32-jährigen Patienten entwickelte sich bei akutem
Schub eines M. Crohn das nur noch selten zu sehende
toxische Megakolon.
a) zeigt das wandverdickte Zökum im Querschnitt.

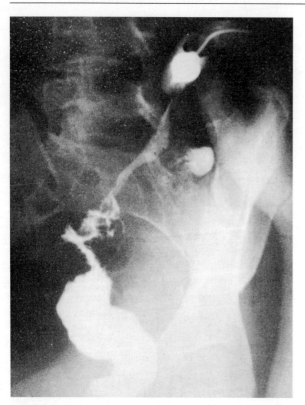

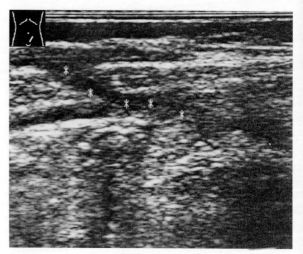

Abb. 25
Enterokutane Fistel, sonographische Darstellung.
Die Fistel ist in der Abbildung als echoarmer Strang abgebildet und durch Sternchen gekennzeichnet. Die Fistel befindet sich in Abheilung, daher fehlen die perlschnurartigen kräftig reflektierenden Gasbläschen in der Fistelstraße.

Abb. 24
Enterokutane Fistel.
Radiologische Fisteldarstellung: Mittels Kontrastmittelfüllung lässt sich die Fistel bis zu ihrer Einmündung in den rektosigmoidalen Übergang verfolgen.

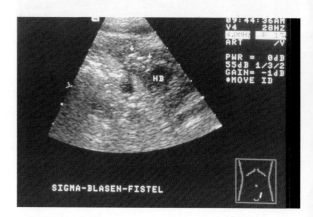

Abb. 26a
Enterovesikale Fistel.
Fistelstraße gut an den reflektierenden Gasbläschen (Pfeile) zu erkennen.

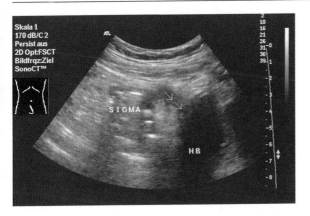

Abb.26b
Fistelstraße ohne Gasblasen, der Beweis für eine komplette Fistel wird durch den Nachweis von Luft in der Gasblase geführt. Cave: Die Luftansammlung in der Harnblase ist in der Regel gering. Sie kann dem sonographischen Nachweis entgehen, wenn sie mit dem Schallkopf zur Seite weggedrückt und damit aus dem Bild verdrängt wird, also Transducer vorsichtig aufsetzen!

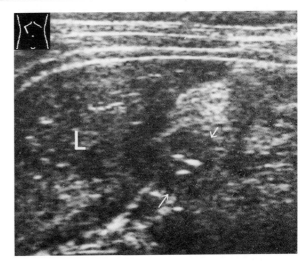

Abb. 27
Blind endende Fistel zwischen rechter Kolonflexur und Leber bei M. Crohn.
a) Wandverdicktes, quergetroffenes Colon (↑) im Bereich der rechten Flexur. Die benachbarten Anteile der Leber sind echoarm entzündlich infiltriert.

L = Leber; N = Niere

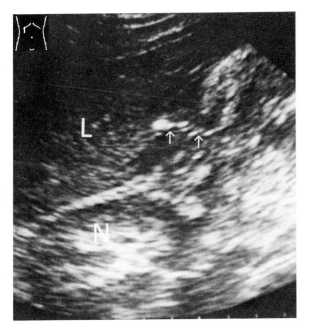

Abb. 27b
Den Fistelgang erkennt man an den perlschnurartig aneinandergereihten kräftigen Einzelechos (kleine Gasblasen [↑]), die die rechte Flexur mit dem infiltrierten Areal der Leber verbinden. Schnittführung: jeweils Flankenschnitt rechts, links unten Niere angeschnitten.

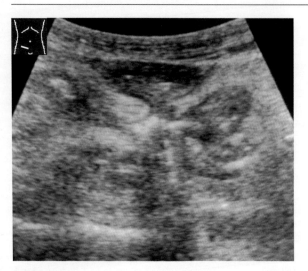

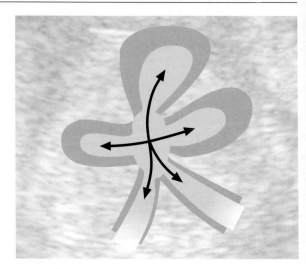

Abb. 28
Interintestinale Fistel.
a) Durch ein kreuzungsartiges Fistelsystem sind mehrere Dünndarmschlingen miteinander verbunden. Im bewegten Bild lässt sich der wechselnde Gastransport durch die weit offene Fistel in wechselnder Richtung beobachten.

Abb. 28b
Kleeblattartig entzündlich verklebte Dünndarmschlingen mit interintestinaler Fistel und Gastransport in unterschiedlich gerichtetem Gastransport, die Pfeile kennzeichnen die Richtung des Gastransports.

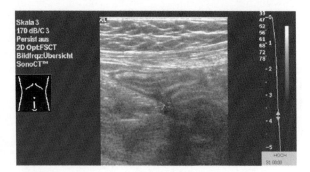

Abb. 28c
5–10 mm lange interintestinale Fistel bei M. Crohn, mittels Röntgen-Sellink und MR-Enteroklysma nicht nachweisbar.

Sonographische Differenzialdiagnose

Morbus Crohn und Colitis ulcerosa sind die wichtigsten und häufigsten Vertreter der chronisch entzündlichen Darmkrankheiten. In Praxis und Klinik finden sich zahlreiche entzündliche Darmerkrankungen anderer Genese, die der differenzialdiagnostischen Abgrenzung mit allen Mitteln bedürfen (Tab. 8). Neben den morphologischen Methoden sind insbesondere bakterielle und immunologisch-serologische Untersuchungsverfahren von Bedeutung. Die zuweilen auch am Resektionspräparat schwierige patho-histologische Abgrenzung der unterschiedlichen Darmerkrankungen demonstriert klar die Grenzen der sonographischen Differenzierung zwischen M. Crohn, Colitis ulcerosa und anderen Darmerkrankungen. Zwar gibt es im klassischen Fall nahezu eindeutige Befunde, doch überschneiden sich diese in zahlreichen Fällen (Abb. 29–37). Zu den Befundüberschneidungen bei den beiden Hauptvertretern kommen die selteneren anderen entzündlichen und tumorösen Darmerkrankungen, die das gesamte sonographische Spektrum des M. Crohn bis hin zur sonographisch weniger auffälligen Colitis ulcerosa in jeder Spielart ausfüllen (Abb. 38–53). Alle Formen der infektiösen Kolitis können die Colitis ulcerosa und manche den M. Crohn imitieren. Die differenzialdiagnostische Abgrenzung anderer entzündlicher Darmerkrankungen ist wegen der unterschiedlichen Therapie von großer Bedeutung.

Sonographische Differenzialdiagnostik bei Morbus Crohn
Leitsymptom: langstreckige Wandverdickung mit Lumeneinengung

Morbus Crohn

Colitis ulcerosa

Kolitis und Enteritis anderer Ätiologie
(Antibiotika, Yersinien, Bestrahlung, Amöben, Zytomegalie, Ischämie, neutropenische Kolitis).

Darmtuberkulose

Aktinomykose

Amyloidose (langstreckiger Typ; kurzstreckiger Typ: „Serviettenringstenosen", schlecht erkennbar).

Divertikulitis

Vaskulitis verschiedener Ätiologie (z.B. M. Schoenlein-Henoch)

Darmwandödem (Ileus, Bestrahlung, toxisches Megakolon, Mesenterialvenenthrombose, Rechtsherzinsuffizienz).

Tumor:	primär/Metastasierung
	Lymphom
	Karzinoid
	(jeweils nur bei langstreckigem Befall)

Tab. 8

Colitis ulcerosa

Die Colitis ulcerosa lässt sich im akuten Schub von einem M. Crohn sonographisch nicht unterscheiden, es sei denn der Dünndarm ist beteiligt. Insbesondere ist zu beachten, dass entgegen dem pathologisch-anatomischen Wissen vom auschließlichen Befall der Mukosa, sonographisch die gesamte Kolonwand mit allen Wandschichten mäßig verdickt erscheint. Die Abgrenzbarkeit der einzelnen Darmwandschichten ist erschwert und in einem Teil der Fälle nicht möglich. In diesen Fällen ist oft eine ausgeprägte Entzündungshyperämie nachweisbar, im Gegensatz zum M. Crohn fehlt die mesenteriale Umgebungsreaktion. Wie auch bei infektiösen Kolitiden ist das Darmlumen eng gestellt und die Haustrierung oft nicht erkennbar, bzw. fehlt beim längeren Krankheitsverlauf. Das Colon sieht wie ein enger Schlauch aus (Abb. 38–41).

Infektiöse Enteritis, Enterokolitis und Kolitis

Bei den ambulanten, meist flüchtigen Darminfekten ist die Sonographie ohne wesentliche diagnostische Bedeutung. Sie wird in erster Linie differenzialdiagnostisch zum Ausschluss einer akuten Appendizitis und zur Diagnose einer Lymphadenitis mesenterica eingesetzt. Bei der Enteritis finden sich oft vermehrt darstellbare mesenteriale Lymphknoten, sowie vermehrt flüssigkeitsgefüllte Dünndarmschlingen mit irregulärer Peristaltik, so dass sonographische Anfänger zuweilen irrtümlicherweise einen Subileus diagnostizieren.

Ausgeprägte Enteritisfälle, z.B. bei Salmonellose können deutlich wandverdickte Darmschlingen aufweisen. Diagnostisch schwierig wird es wenn eine Enteritis über längere Zeit persistiert und die Ätiologie ungeklärt bleibt. In diesen Fällen ist die Sonographie, wenn nicht ausgeprägte oder lokalisierte Darmwandverdickungen vorliegen, kaum hilfreich. In den meisten Fällen sind Anamnese, Endoskopie mit Biopsie oder Laborbefunde richtungsweisend.

Akute Divertikulitis

Seit Jahren ist die akute Divertikulitis eine überaus zuverlässige sonographische Diagnose, auch der Ausschluss gelingt mit hoher Sicherheit.

Die Diagnose setzt sich aus dem Tastbefund, dem Sonographiebefund und dem Nachweis von Entzündungsparametern (CRP, Leukozytose) zusammen. Liegen keine schwerwiegenden Komplikationen vor, so erfolgt die Therapie konservativ unter kurzfristigen (anfangs täglichen) Kontrollen der genannten diagnostischen Parameter. Ist die konservative Therapie erfolgreich, erfolgt bei Beschwerdefreiheit 2–3 Wochen später die Koloskopie zum Ausschluss eines Kolonkarzinoms.

Die akute Divertikulitis (Abb. 44, 45) ist sonographisch von allen entzündlichen Darmerkrankungen am einfachsten zu diagnostizieren, der lokalisierte Druckschmerz im linken Unterbauch ist wegweisend. Der sonographische Befund wird durch die regelmäßige Abdeckung mit Netz („echodichte Netzkappe") eindrucksvoll hervorgehoben. Nicht selten sind sonographisch

kleinere oder auch ausgedehntere Abszesse zu erkennen, letztere lassen sich sonographisch gesteuert meist mittels Aspiration oder seltener Drainage erfolgreich behandeln. Besteht eine Diskrepanz zwischen dem klinischen und sonographischen Befund, ist eine CT-Untersuchung indiziert, um tiefer gelegene nicht einsehbare Abszesse nicht zu übersehen.

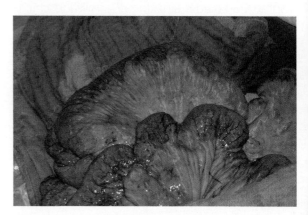

Abb. 29
Dünndarm-Crohn mit mehreren girlandenförmig angeordneten Stenosen.

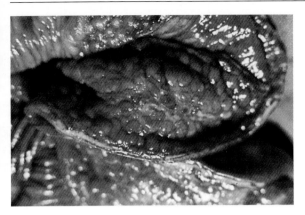

Abb. 30
Resektionspräparat mit Pflastersteinrelief und verhältnismäßig geringer Wandverdickung. Das Pflastersteinrelief ist sonographisch bisher nicht darstellbar (vgl. Abb. 10).

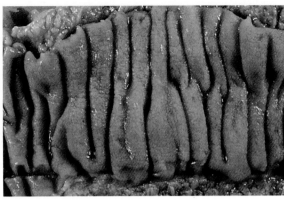

Abb. 31*
Ausgeprägtes Darmwandödem bei Strahlenkolitis. Mit sonographischen Mitteln ist eine Differenzierung derartiger Wandveränderungen nicht möglich, der sonographische Befund ist bei Abb. 30 und 31 identisch.

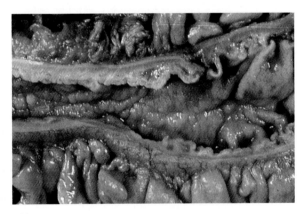

Abb. 32*
Morbus Crohn des Dünndarms. Die makroskopischen Veränderungen, die das sonographische Substrat ausmachen, sind deutlich zu erkennen. Neben der Wandverdickung mit einer mäßiggradigen Lumeneinengung ist gut das Überwuchern des mesenterialen Fettgewebes über die Dünndarmschlinge zu erkennen.

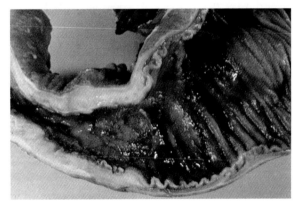

Abb. 33*
Langstreckige Infiltration des terminalen Ileums durch ein primäres Siegelringkarzinom bei einer 40-jährigen Patientin. Sonographisch ist dieser Befund von einem M. Crohn nicht zu unterscheiden.

* Diese Abbildungen wurden freundlicherweise von Herrn Prof. Dr. G. Seitz, Pathologisches Institut des Klinikums Bamberg, zur Verfügung gestellt.

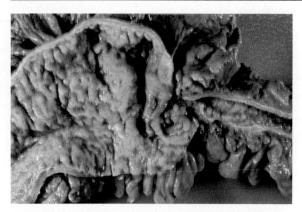

Abb. 34*
Stenose bei Colitis Crohn. Mäßiggradige Wandverdickung und Pflastersteinrelief im prästenotischen Abschnitt.

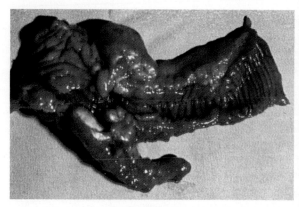

Abb. 35
Resektionspräparat bei segmentaler Colitis Crohn im Bereich des Zökums mit Stenosierung.

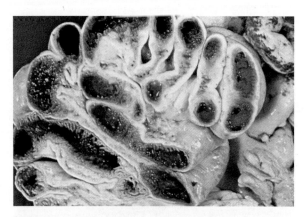

Abb. 36*
Interintestinale Ausbreitung eines Kolonkarzinoms mit Wandverdickung und Konglomeratbildung. Leitschienenartiges Vorwachsen des Karzinoms im Bereich der Dünndarmschlingen. Dieser Befund imitiert den typischen sonographischen Befund bei M. Crohn mit langstreckiger Wandinfiltration und Lumeneinengung.

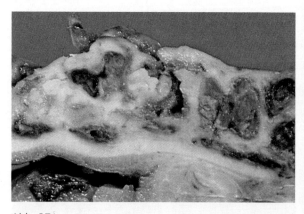

Abb. 37*
Colitis Crohn mit entzündlicher Wandverdickung und tumorösen pseudozystischen Veränderungen.

* Diese Abbildungen wurden freundlicherweise von Herrn Prof. Dr. G. Seitz, Pathologisches Institut des Klinikums Bamberg, zur Verfügung gestellt.

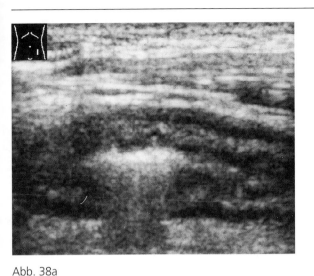
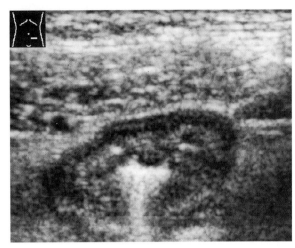

Abb. 38a
Floride Colitis ulcerosa.
Bei der vorliegenden Pancolitis ulcerosa ist das gesamte Colon gering bis mäßig wandverdickt, die Wandverdickung ist ab dem Colon descendens ein wenig ausgeprägter.
a, b) Die Wandschichtung ist erhalten.

Abb. 38b

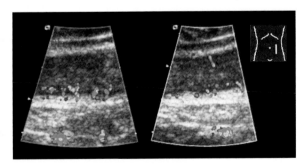
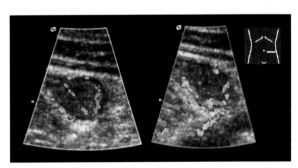

Abb. 38c
Colitis ulcerosa: entzündliche Hyperämie des Colon descendens (Detail-Darstellung links im Längsschnitt, rechts jeweils im Querschnitt).

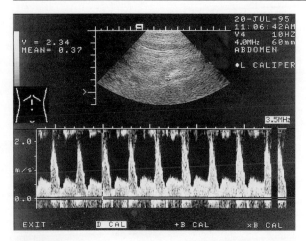

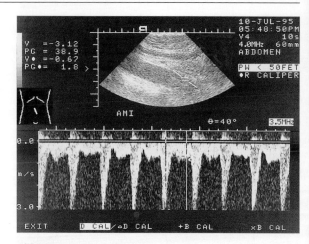

Abb. 38d
Zeigt die globale Entzündungshyperämie mit erheblicher systolischer und diastolischer Flussbeschleunigung in der A. mesenterica superior.

Abb. 38e
Auch der Fluss in der A. mesenterica inferior ist systolisch auf den 4fachen Wert erhöht. Besonders auffallend der diastolisch hohe Fluss bei niedrigem Gefäßwiderstand.

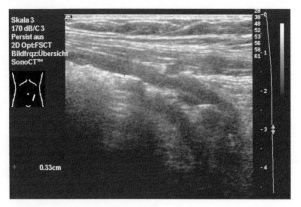

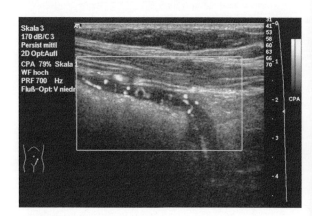

Abb. 39a
Colitis ulcerosa, akuter Schub.
Wandverdicktes Sigma.

Abb. 39b
Entzündungshyperämie.

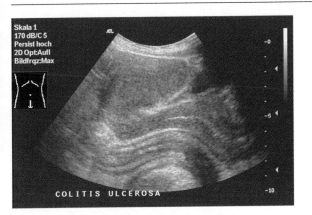

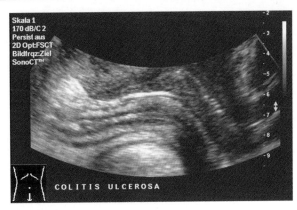

Abb. 40a
Mäßig aktive Colitis ulcerosa.
Darstellung des wandverdickten Colons dorsal des Uterus und der Vagina.

Abb. 40b
Ausschnittvergrößerung des Rektums.

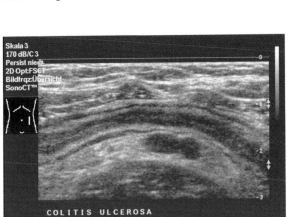

Abb: 41
„Gartenschlauchphänomen" des Colon descendens.
Hier bei Colitis ulcerosa; bei dieser Patientin stellte sich das gesamte Colon in dieser Weise dar. Im Mesenterium erkennt man zwei kleine echoarme Lymphknoten.

49

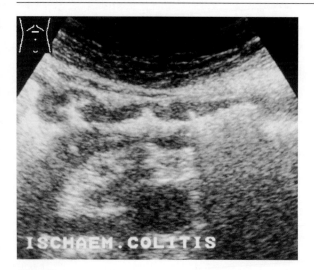
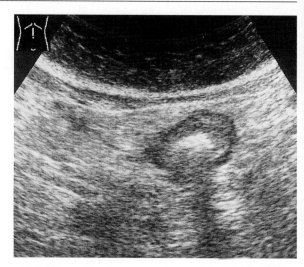

Abb. 42a   Abb. 42b

Ischämische Kolitis.

Bei mehreren weichen Stühlen wird Blut abgesetzt. Sonographisch erkennt man im Bereich des distalen Querkolons und des Descendens eine ausgeprägte, ungleichmäßige Wandverdickung. Die Wandschichten sind nicht mehr erkennbar. Im Gegensatz zur Colitis ulcerosa und M. Crohn lässt sich eine Entzündungshyperämie der betroffenen Wandabschnitte nicht erkennen. Die Farbdopplersonographie ist jedoch für die Diagnosefindung nicht spezifisch. Die Diagnose wird endoskopisch-bioptisch gestellt.

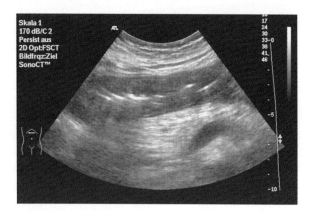

Abb. 43a   Abb. 43b

Antibiotika-assoziierte Kolitis.

Es besteht eine echoarme, ausgeprägte Verdickung der Darmwand, die Wandschichten sind nicht mehr abgrenzbar. Entscheidender diagnostischer Hinweis ist die Anamnese (Einnahme von Antibiotika), die Verifizierung der Diagnose erfolgt über den Toxinnachweis im Stuhl und/oder die Endoskopie. In ausgeprägten Fällen findet sich sonographisch häufig auch Aszites.

a) Querkolon   b) Colon descendens

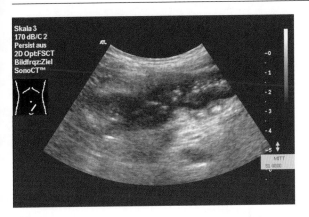

Abb. 44
Chronische Divertikelkrankheit.
Mittellange Wandverdickung mit Lumeneinengung, extra-
luminal lassen sich zusätzlich die Divertikel als intensive
Echokomplexe mit Verbindung zur Darmwand darstellen.
In der Regel ist das Sigma oder das Colon descendens (wie
auf der Abbildung) betroffen.

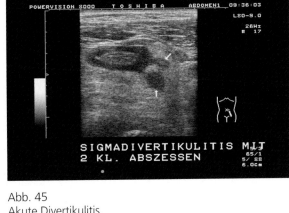

Abb. 45
Akute Divertikulitis.

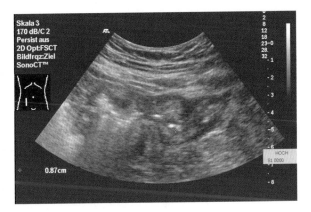

Abb. 46
NSAR-induzierte Kolitis.
Die NSAR-Kolitis zeigt – wenn sonographisch erfassbar –
eine eher unregelmäßige nicht so langstreckige Wandverdickung. Beim Befall des Zökums – wie im vorliegenden
Längsschnitt – stellen M. Crohn, Zökum- bzw. Ascendens-
karzinom und infektiöse Zäkitis die wichtigsten Differen-
zialdiagnosen dar. Für die Differenzialdiagnose liefert die
Anamnese meist wichtige Hinweise.

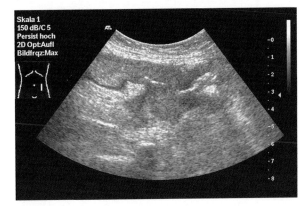

Abb. 47
Stenosierendes Karzinom des Colon descendens.
Kennzeichnend für Karzinome sind bizarre unregelmäßige
Kokarden mit Lumeneinengung, in der Regel ist die Zuord-
nung zum Colon möglich, nicht selten finden sich bereits
Lebermetastasen. Leider gelingt beim Kolonkarzinom
wegen des fortgeschrittenen Stadiums immer noch recht
häufig die Primärdiagnose mit der Sonographie.

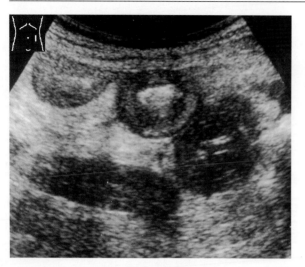

Abb. 48a

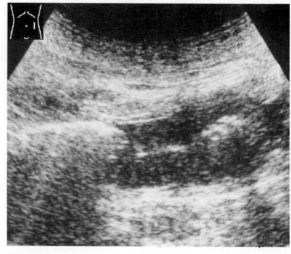

Abb. 48b

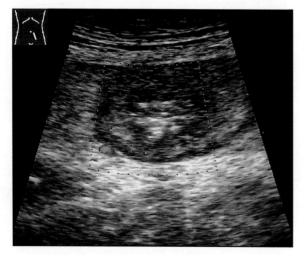

Abb. 48c

Abb. 48a, b, c:
Vaskulitis mit Dünndarmbeteiligung.
2–3 Wochen nach Polychemotherapie entwickelte sich bei dem 55-jährigen Patienten ein akutes Abdomen. Es fanden sich erheblich wandverdickte Dünndarmschlingen. Die verwaschenen Wandschichten zeigten im Farbdoppler einzelne Gefäße (Abb. 48c).
Histologisch zeigte sich eine Vaskulitis der kleinsten Darmwandgefäße mit einem Bild wie bei leukoklastischer Vaskulitis. Die Vaskulitis war mit hoher Wahrscheinlichkeit medikamentös induziert. Die Wandveränderung und Beschwerden des Patienten bildeten sich langsam kontinuierlich ohne Therapie zurück.

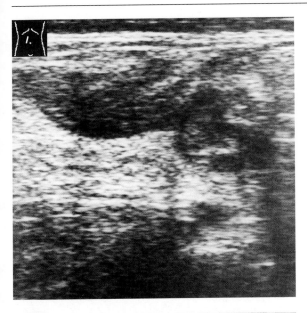

Abb. 49
Peritonealkarzinose.
Konstant nachweisbares, gering bis mäßiggradig wandverdicktes Dünndarmschlingenkonglomerat nach palliativ reseziertem Magenkarzinom (Längsschnitt rechter Mittelbauch).

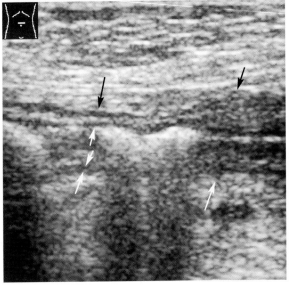

Abb. 50
Non Hodgkin-Lymphom des Querkolons.
Der 78-jährige Patient mit dekompensiertem Cor pulmonale fiel wegen Anämie auf. Bei der Oberbauchsonographie zeigte sich das linksseitige Querkolon außerordentlich gleichmäßig und langstreckig wandverdickt, die Wandschichtung ist aufgehoben. Die transkutane Feinnadelpunktion verifiziert ein Non Hodgkin-Lymphom des Querkolons.
Linke Bildhäfte: normal dicke, 3-schichtige Kolonwand.
Rechte Bildhälfte: echoarme Wandverdickung mit Lumeneinengung.

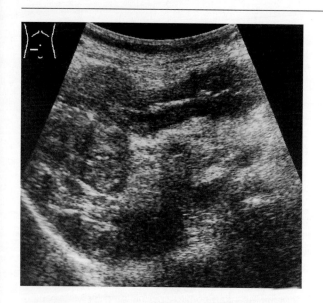

Abb. 51
Radiogene Schädigung des terminalen Ileums und Zökums.
Obiger Strahlenschaden wurde einige Jahre nach Bestrahlung eines Unterleibtumors sonographisch erfasst. Die Patientin litt unter rezidivierenden Bauchschmerzen und Durchfällen.
Der Befund ähnelt sehr einer Ileocolitis Crohn mit Wandverdickung im Bereich des terminalen Ileums und Zökums. Die Wandschichtung ist nicht erhalten.

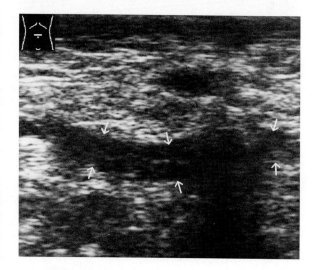

Abb. 52
Dünndarmaktinomykose mit Verbindung zur pseudotumorös infiltrierten Bauchdecke.
a) Wandverdickte Dünndarmschlinge (↑) und echoarm erscheinende Infiltrate zwischen Dünndarmschlinge und Bauchdecke (Oberbauchquerschnitt).

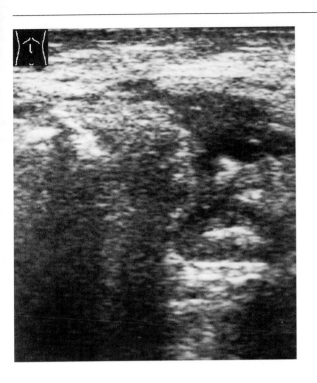

Abb. 52b
Kokardenförmige wandverdickte Dünndarmschlinge und kanalartige Verbindung zu einem annähernd ovalären 3×2 cm großen Infiltrationsbezirk mit Ausläufern (Oberbauchlängsschnitt).
Die Diagnose wurde durch eine transkutane Stanzbiopsie histologisch gesichert. Innerhalb einiger Wochen heilte der Befund unter antibiotischer Therapie vollkommen aus. Die Patientin ist rezidivfrei. Der sonographische Befund gleicht einer Darmwandinfiltration mit enterokutaner Fistel bei M. Crohn.

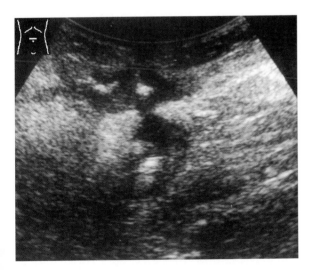

Abb. 53
M. Crohn mit ileokutaner Fistel.
Im Zentrum der Abb. findet sich die wandverdickte Dünndarmschlinge mit echoarmem Fistelkanal Richtung Bauchdecke. Es zeigte sich zusätzlich ein fuchsbauartiger Fistelgang, gut erkennbar an den echoarmen Entzündungszeichen. Vgl. Abb. 52.

Wertigkeit der Sonographie für die Primärdiagnostik und die Verlaufskontrolle

Optimale Untersuchungsbedingungen (5–12 MHz) vorausgesetzt, können die beschriebenen sonographischen Veränderungen am Magen-Darm-Trakt in 80 bis 90% der Fälle bei M. Crohn nachgewiesen werden, etwa 50% weisen besonders ausgeprägte Befunde auf. Die hohe Sensitivität belegt, dass die Ultraschalldiagnostik mittlerweile kein Untersuchungsverfahren für ausschließlich fortgeschrittene Erkrankungsfälle darstellt. Bei der Colitis ulcerosa finden sich pathologische Befunde (Hauptbefund geringe bis mäßige Wandverdickung des deszendierenden Colons auf 4–5 mm in etwas mehr als der Hälfte der Fälle. Der Unterschied zum M. Crohn rührt daher, weil das am besten fassbare sonographische Befundkriterium die Darmwandverdickung weniger ausprägt und seltener vorliegt. Zusätzlich ist die Colitis ulcerosa häufig auf die schlechter einsehbaren Abschnitte des Sigmas und Rektums beschränkt. Die Darstellung der 5 Wandschichten bei normaler Darmwanddicke schließen einen M. Crohn nicht aus. In vielen Fällen darf bei charakteristischer Anamnese, passender Altersgruppe und typischem ileozö-

kalem Sitz oder bei langstreckiger Wandverdickung oder bei Fistelnachweis die Verdachtsdiagnose M. Crohn gestellt werden. Die Diagnose gilt es dann mit gezielter endoskopisch bioptischer Diagnostik zu beweisen.

Liegt ein fraglicher pathologischer Sonographiebefund vor, ist die diagnostische Klärung durch Endoskopie und Röntgen erforderlich. Ein unauffälliger sonographischer Befund kann eine Erkrankung des Magen-Darm-Traktes insbesondere eine chronisch entzündliche Darmerkrankung nicht ausschließen.

Die sonographische Ausdehnung der Erkrankung korreliert mit den Befunden der radiologischen und endoskopischen Diagnostik recht gut. Eine vollständige Übereinstimmung ist wegen der limitierten Darstellbarkeit weniger betroffener Darmabschnitte jedoch nicht möglich. Progredienz und Rückbildung der Erkrankung sind daher nur mit Vorsicht zu beurteilen. Eine Korrelation der sonomorphologischen Befunde mit dem Aktivitätsindex nach Best besteht nicht. Der Nachweis einer echoarmen Wandverdickung mit fehlender oder eingeschränkter Abgrenzbarkeit der Wandschichten oder einer Entzündungshyperämie mittels Farbdopplersonographie insbesondere in der Submukosa gilt als recht zuverlässiges Zeichen eines aktiv entzündlichen Prozesses.

Nur in einem Teil der Fälle lässt sich die Rückbildung der Wandverdickung beobachten. Die narbige Darmwandveränderung bei M. Crohn ist dauerhaft, bei Colitis ulcerosa ist die Wandverdickung eher Ausdruck des entzündlichen Wandödems im akuten Schub. Gut geeignet sind für die sonographische Verlaufskontrolle die Antibiotika-assoziierte Kolitis und insbesondere Divertikulitis ebenso wie die in der Regel linksseitig gelegene ischämische Kolitis. Hier finden sich innerhalb weniger Tage ausgeprägte Veränderungen der sonographisch erfassbaren Makromorphologie. Andere Beispiele für eine Erfolg versprechende sonographische Therapiekontrolle sind Lymphome und die extrem seltene Aktinomykose.

Der Wert der sonographischen Diagnostik (Tab. 9) liegt im Aufdecken unerwarteter Intestinalbefunde bei entzündlichen Darmerkrankungen

Bedeutung der Ultraschalldiagnostik bei chronisch entzündlichen Darmerkrankungen

1. Erstnachweis eines suspekten Intestinalbefundes: weiterführende Diagnostik erforderlich

2. Aufdecken unerwarteter Befunde bei M. Crohn und anderen Erkrankungen, die mit einer Darmwandinfiltration einhergehen

3. Verlaufskontrolle

   Progredienz

   Rückbildung
   (nicht im Narbenstadium möglich)

   Einsparung von Röntgen- und endoskopischen Untersuchungen

4. Komplementäre Untersuchungen, Röntgen und Endoskopie (z.B. unüberwindbare Stenosen, Subileus, Ileus)

5. Morphologische Diagnostik bei akuter Verschlechterung

6. Nachweis intraabdomineller und retroperitonealer Komplikationen beim M. Crohn

Tab. 9

Vergleich sonographischer und radiologischer Befundkriterien bei Morbus Crohn			
	US	Rö (Sellink)	MR
Wandverdickung	++	+	++
Lumeneinengung	++	+	++
Fisteln	++	++	++(+)
Intermediärsegment	++	++	++(+)
Mesenterialverdickung	++	+	++
Pflasterrelief, Ulzera	*)	++	–
Mangelnde Peristaltik	+	+	–
Mangelnde Kompressibilität	+	+	–
Stenose	++	++	++(+)
Extraintestinale Komplikationen	++	(+)	++(+)
Entzündunghyperämie	++	–	–

*) intramurale Fistel gelegentlich darstellbar

Tab. 10

und anderen Erkrankungen, die mit einer Wandinfiltration einhergehen. Als Erstuntersuchung bei abdominellen Beschwerden kann die Sonographie bei verdächtigen Befunden die weiterführende Diagnostik initiieren. In der Verlaufskontrolle können in erster Linie Röntgenuntersuchungen, z.T. auch endoskopische Untersuchungen, bei den oft jungen Patienten eingespart werden. Die Sonographie ergänzt Röntgen und Endoskopie, da sie vor allem komplementäre Befunde liefert; bei dramatischer Verschlechterung des Krankheitsbildes können die Patienten wiederholt untersucht werden. Neben ausgeprägten intestinalen Veränderungen sind ohne Kontrastmittel fast alle bedeutenden abdominellen und retroperitonealen Komplikationen erkennbar. Die Ergiebigkeit der Sonographie überrascht nicht, wenn man die radiologischen und sonographischen Befundkriterien gegenüberstellt (Tab. 10).

Naturgemäß liefern CT und MR in einem Teil der Fälle noch bessere Ergebnisse als die Sonographie. Dies gilt insbesondere bei adipösen und meteoristischen Patienten, also wenn die Untersuchbarkeit eingeschränkt ist oder hochfrequente Transducer nicht eingesetzt werden können. Auch ist darauf hinzuweisen, dass die Ergebnisse einer Röntgenuntersuchung des Dünndarms nach Sellink oder eine MR-Enteroklyse ebenso von der Erfahrung des Untersuchers abhängig sind wie die Darmsonographie. Wegen der geringen Kosten, der allgemeinen Verfügbarkeit und der oft exzellenten oder ausreichenden Untersuchungsergebnisse ist die Sonographie die erst einzusetzende Methode.